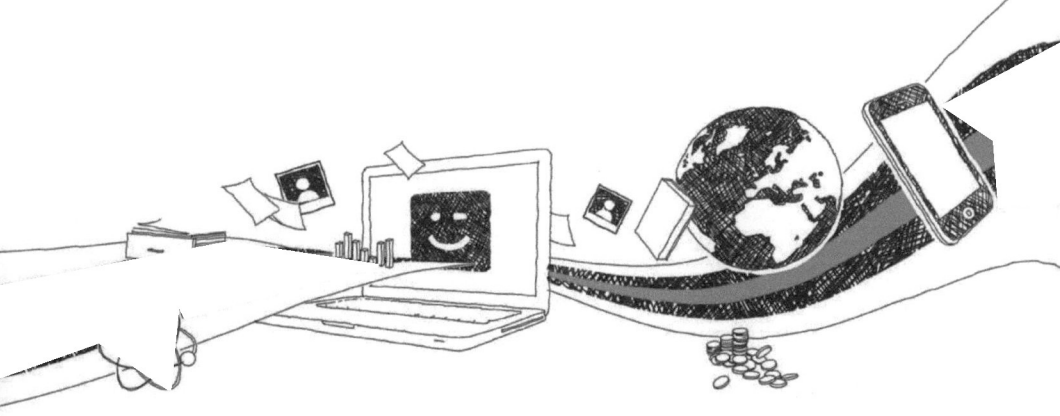
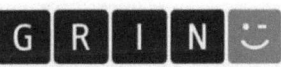

Vivien Neubauer

Gesundheits- und Krankheitsmodelle - Leitziele in der klinischen Sozialarbeit

GRIN Verlag

Bibliografische Information der Deutschen Nationalbibliothek:

Die Deutsche Bibliothek verzeichnet diese Publikation in der Deutschen National-
bibliografie; detaillierte bibliografische Daten sind im Internet über http://dnb.d-
nb.de/ abrufbar.

Impressum:

Copyright © 2006 GRIN Verlag GmbH
Druck und Bindung: Books on Demand GmbH, Norderstedt Germany
ISBN: 978-3-638-89351-0

Dieses Buch bei GRIN:

http://www.grin.com/de/e-book/82415/gesundheits-und-krankheitsmodelle-leitziele-
in-der-klinischen-sozialarbeit

Studienarbeit

Thema: Gesundheits- und Krankheits-modelle – Leitziele in der Klinischen Sozial-arbeit

vorgelegt am: 01.12.06

Studienbereich: Sozialwesen

Studienrichtung: Soziale Dienste

Von: Vivien Neubauer

Bildungsstätte: Krankenhaus am Rosarium GmbH

Inhaltsverzeichnis

1. Einleitung

Mit dem Thema Gesundheit setzen sich heutzutage nicht nur die Politiker, Experten und verschiedene Professionen auseinander, sondern auch viele Menschen beschäftigen sich täglich im Alltag damit. Gesundheit ist ein hohes Gut und es betrifft uns alle. Über Gesundheit kann jede und jeder mitreden, weil alle irgendwelche Erfahrungen in ihrem eigenen Leben gemacht haben. Gesundheit ist in gewisser Weise zu einem Allerweltsthema in unserer Gesellschaft geworden. In der Wertehierarchie der Bevölkerung steht die Gesundheit ganz oben. Es besteht aber auch eine grosse Diskrepanz zwischen dem abstrakten Wert und seiner Handlungsrelevanz. Im Alltag wird Gesundheit oft weit nach hinten geschoben, weil anderes wichtiger erscheint. Geht die Gesundheit durch Krankheit verloren, dann erlangt sie sehr schnell eine fast existentielle Bedeutung für den Betroffenen und zwingt zum Handeln. Der Klinische Sozialdienst greift weniger in die medizinische Behandlung, sondern in das soziale Umfeld des Betroffenen ein, um eine Wiedereingliederung in die Gesellschaft nach dem Krankenhausaufenthalt zu ermöglichen. Im Klinischen Sozialdienst sind die Begriffe Krankheit und Gesundheit in der täglichen Arbeit mit den Betroffenen von zentraler Bedeutung. In meiner Studienarbeit möchte ich deswegen zuerst einen relativ kurzen Einblick über die Gesundheitspsychologie geben. Danach werde ich speziell auf die zwei dazugehörigen Begriffe Gesundheit und Krankheit näher eingehen. Mein Schwerpunkt in dieser Studienarbeit liegt auf den Krankheits- und Gesundheitsmodellen der Gesundheitspsychologie. Die 3 grundlegenden Paradigmen werde ich näher erläutern. Am Ende meiner Studienarbeit möchte ich Bezug auf die Paradigmen nehmen, weil diese in der alltäglichen Arbeit im Klinischen Sozialdienst eine bedeutende Rolle einnehmen.

2. Gesundheitspsychologie

2.1 Geschichte

Die Gesundheitspsychologie ist eine neue und noch junge Disziplin der Psychologie, die Ende der 80er Jahre in Deutschland entstanden ist. Sie ist ein eigenständiges Fach, das sich in der Forschung und Lehre etabliert hat und ein rapides Wachstum erlebt. (vgl. Knoll 2005, S. 17) Vor dem Hintergrund einer positiven Gesundheitspsychologie und aus der Einsicht in die Verhaltenbestimmtheit vieler Gesundheitsschäden ist die Gesundheitspsychologie entstanden. Durch die Gesundheitspsychologie werden die Förderung und Erhaltung der Gesundheit sowie die Betrachtung menschlichen Verhaltens in Bezug auf ihre Erkrankungen untersucht.

Daraus kann man schlussfolgern, dass die Gesundheitspsychologie einer biopsychosozialen statt einer biomedizinischen Perspektive folgt. (vgl. Schwarzer 1990, Vorwort) Ihre Entstehung reflektiert auf der einen Seite den zunehmenden Bedarf an psychologischem Wissen und Fragestellungen aus allen Bereichen z.b. Psychologie und Gesundheitswissenschaften und auf der anderen Seite an psychologischen Praxisansätzen in den Feldern Krankheit und Gesundheit. (vgl. Faltermaier 2005, S.14) Die Entstehung des Faches Gesundheitspsychologie ist historisch durch mindestens vier Trends angeregt worden (vgl. Schwarzer 1990, Vorwort):

Veränderung des Gesundheitsbegriffs: Die Gesundheitspsychologie untersucht die psychischen und sozialen Bedingungen von Gesundheit in einem umfassenden Sinn, d.h. Gesundheit wird nicht nur als Abwesenheit von Krankheit verstanden, sondern als ein positiver Zustand. Einflüsse des psychischen Erlebens von Handlungen, Verhalten und Lebensweisen sowie von sozialen Beziehungen und Lebenswelten werden in die Gesundheitspsychologie einbezogen.

Wechsel vorherrschender Krankheiten und Todesursachen: Die Entwicklung hat gezeigt, das früher vorherrschende akute Infektionskrankheiten und Epidemien von den heutigen chronisch- degenerativen Erkrankungen abgelöst wurden. Dies lässt sich auf teilweise ungesunde Lebensgewohnheiten, Unfälle sowie andere verhaltensbedingte Gesundheitsschäden zurückführen.

Steigende Kosten im Gesundheitswesen: Durch die Kostenexplosion im Gesundheitswesen ist die kurative Medizin auf Dauer nicht finanzierbar. Folge davon ist, dass ein besonderer Schwerpunkt auf die Prävention und auf die Förderung des Gesundheitsverhaltens gelegt wird.

Paradigmawechsel: Die Entwicklung hat gezeigt, dass in der Bevölkerung und in den Fachkreisen das Unbehagen an einem Gesundheitssystem wuchs, das organmedizinisch ausgerichtet ist. Zunehmende Probleme in der gesundheitlichen Versorgung, zu hohe Kosten und unzufriedene Patienten führten zu der Forderung, das biomedizinische Modell allmählich durch das biopsychosoziale Modell abzulösen.

Daraus wird ersichtlich, dass es sich hier, um eine interdisziplinäre Entwicklung handelt, denn sie schließt Gegenstände unterschiedlicher Fachbereiche z.B. der klinischen Psychologie mit ein. (vgl. Faltermaier 2005, S.14)

2.2 Definition und Aufgaben

2.2.1 Definition

Die Gesundheitspsychologie ist noch relativ jung, dadurch ist diese Disziplin sehr umstritten. Deshalb konnte man sich bisher noch auf keine Definition der Gesundheitspsychologie einigen, die sie als eigenständige Disziplin mit spezifischen Inhalten und Zielsetzungen beschreibt. Die meisten Autoren berufen sich auf Matarazzo, Weinheim oder Schwarzer. Diese Autoren fassen den Begriff Gesundheitspsychologie sehr weit auseinander, wodurch die Gefahr besteht, dass Überlappungen mit anderen Bereichen drohen. (vgl. Bastine 1992, S.123) Einer der ersten und relativ breit akzeptierten Definitionen stammt vom amerikanischen Psychologen Matarazzo: „Gesundheitspsychologie umfasst die Gesamtheit der pädagogischen, wissenschaftlichen und professionellen Beiträge der Psychologie zur Förderung und Aufrechterhaltung der Gesundheit, zur Prävention und Behandlung von Krankheit sowie zur Identifikation der ätiologischen und diagnostischen Korrelate von Gesundheit, Krankheit und der damit verbundenen Dysfunktionen." (Faltermaier zitiert nach Matarazzo 2005, S.15) Eine andere Definition von Schwarzer: „Gesundheitspsychologie ist ein wissenschaftlicher Beitrag der Psychologie (1) Erhaltung und Förderung der Gesundheit, (2) Krankheitsvorbeugung, (3) Identifizierung von gesundheitsförderlichen und gesundheitsbeeinträchtigen Faktoren, (4) Bestimmung der Definition, der Ätiologie und Genese sowie die Diagnose von Gesundheitsschäden und Gesundheitsverhalten und (5) Analyse, Evaluation und Optimierung des Gesundheitssystems. Sie ist gekennzeichnet durch eine interdisziplinäre und praxisorientierte Herangehensweise." (Schwarzer zitiert nach Matarazzo 1990, S.3)

Diese relativ enge Definition der Gesundheitspsychologie soll vordergründig zu einer deutlichen Abgrenzung gegenüber anderer Disziplinen führen und zum anderen eine Weiterentwicklung und Verselbstständigung des Teilgebiets unterstützen. Zunächst werde ich die zentralen Aspekte dieser Definition und damit die grundlegenden Merkmale der gesundheitspsychologischen Perspektive näher erläutern.

(1) Erhaltung und Förderung der Gesundheit

Der Hauptschwerpunkt in der Gesundheitspsychologie liegt nicht auf der Entstehung von Krankheiten, sondern auf der Betrachtung der Gesundheit. Eine entscheidende Rolle spielen dabei die persönlichen Gefühle der Betroffenen.

(2) Krankheitsvorbeugung, Prävention

Im Vordergrund steht die primäre Prävention. Das Ziel ist es, nicht nur Krankheiten vorzubeugen, sondern aktiv die Gesundheit zu erhalten und zu fördern. Dies macht deutlich, dass die von der Gesundheitspsychologie betrachteten Inhalte und Ziele deren andere Disziplinen wie z.b. der medizinischen und klinischen Psychologie zeitlich und konzeptionell vorgeschaltet sind.

(3) Identifizierung von gesundheitsförderlichen und gesundheitsbeeinträchtigen Faktoren, Bestimmung von Risikoverhaltensweisen

Man unterscheidet zwischen gesundheitsfördernden Bedingungen und gesundheitsbeeinträchtigten Faktoren. Im Allgemeinen betrachtet man von den Betroffenen die Lebensqualität, das Wohlbefinden und die Lebenszufriedenheit. Die Gesundheitspsychologie hat die Aufgabe Risikofaktoren und Risikoverhaltensweisen aufzudecken, die die Gesundheit beeinträchtigen z.B. Identifikation von Risikopopulationen, d.h. Personen oder Gruppen, die aufgrund verschiedener Ursachen z.b. Drogenkonsum, Alkoholismus besonders gefährdet sind.

(4) Bestimmung der Definition, der Ätiologie und Genese sowie die Diagnose von Gesundheitsschäden und Gesundheitsverhalten, Diagnose und Ursachenbestimmung von gesundheitlichen Störungen

Die Auseinandersetzung mit der Ätiologie und Genese von Gesundheitsverhalten und Gesundheitszuständen hat gezeigt, das ein besonderer Verdienst der Gesundheitspsychologie in der Entwicklung von Modellen zur Beschreibung, Erklärung und Vorhersage des Gesundheitszustandes und Gesundheitsverhalten einer Person liegt. Zu den wichtigen Zielen der Gesundheitspsychologie gehören die Diagnose, Prognose und Indikationstellung.

(5) Analyse, Evaluation und Optimierung des Gesundheitssystems, Rehabilitation

Darunter versteht man die Auseinandersetzung mit dem bestehenden Gesundheitssystem. Für die Gesundheitspsychologie ist charakteristisch, dass sie nicht systemimmanent ist. Die Evaluation von Gesundheitprogrammen ist ein Hauptschwerpunkt gesundheitspsychologischer Tätigkeit. Aufgaben der Evaluation liegen in der Analyse der Wirksamkeit von Gesundheitsförderungsmaßnahmen. Anhand von Kosten- Effektivitätsanalysen oder Kosten-Nutzenberechnungen kann die Beurteilung der Effizienz gesundheitsbezogener Interventionen erfolgen.

(6) Verbesserung des Systems gesundheitlicher Versorgung

Beim Einsatz von gesundheitspsychologischen Präventionen oder Interventionen ist darauf zu achten, welche Zielpopulation vorhanden ist z.B. Alter und Kultur. Das Ziel ist es, Aufklärungsarbeit, z.B. in Schulen zu Themen wie AIDS, Drogen und Abhängigkeit zu leisten. (vgl. Bastine 1992, S. 123)

2.2.2 Aufgaben

Die Gesundheitspsychologen untersuchen, wie Verhalten, Kognitionen, Emotionen, Motivationen und Persönlichkeit einer Person die Gesundheit beeinflussen. (Knoll 2005, S.17) Zu den zentralen Forschungsfragen der Gesundheitspsychologie gehören z.B.: „Welche Verhaltensweisen fördern den Erhalt der Gesundheit?", „Was sind wirksame Maßnahmen zur Prävention von Krankheiten?" und „Welche Faktoren fördern die Lebensqualität bei vorhandener Krankheit?" (Knoll 2005, S.17) Die Gesundheitspsychologie befasst sich mit den Bestimmungen und Veränderungen von Verhaltensweisen und Kognitionen, die der Krankheitsbewältigung und der Gesundheitsförderung dienen bzw. die mit Krankheitsrisiken verbunden sind. Man unterscheidet innerhalb der Gesundheitspsychologie zwischen grundlagenbezogenen Forschungsfeldern und den rein anwendungsbezogenen Forschungsgebieten. Die Forschungsschwerpunkte konzentrieren sich auf 3 Bereichen. (vgl. Faltermaier 2005, S.15)

(1) Die Lehre von Krankheitsursachen befasst sich mit psychischen und sozialen Faktoren in der Genese von spezifischen Krankheiten, untersucht wird z.b. gesundheitsrelevantes Verhalten (Ernährung), Stress und Stressbewältigungsversuche, Risiko- und Gesundheitsverhaltensweisen bei der Entstehung von Krankheiten z.b. wie Herzinfarkt und Krebserkrankungen.

(2) Bei der Forschung zur Krankheitsbewältigung werden vorrangig Menschen, die an chronischen oder schweren Krankheiten leiden, hinsichtlich ihrer Bewältigungsversuche, ihrer sozialen Unterstützung und ihrer psychosozialen Anpassung, untersucht.

(3) Die Untersuchung des Krankheitsverhaltens des Patienten, die Mitarbeit des Patienten während der Behandlung sowie die sozialen Beziehungen und Kommunikationen zwischen Patient und Arzt sind ein weiteres Forschungsgebiet der Gesundheitspsychologie.

2.3 Erkenntnisse der Gesundheitspsychologie

Die Forschungsergebnisse zeigen, dass viele Krankheiten vermeidbar wären, wenn sich die Menschen in unserer Gesellschaft anders Verhalten würden. Gesundheit ist also ein Zustand der beeinflussbar ist, z.B. Art und Weise wie wir Risiken meiden, auf unseren eigenen Körper sowie Psyche achten, Anforderungen bewältigen und Ressourcen aufbauen. Heutzutage ist es möglich, für einige Krankheiten aufzuzeigen, dass dessen Auftreten durch bestimmte Verhaltensweisen erhöht oder ganz vermieden werden könnte. Auch psychologischen Faktoren wird in einigen Fällen eine Beeinflussung bzw. Auslösung organischer Krankheiten zugeschrieben. Zum anderen gibt es auch Verhaltensweisen die nach Beginn einer Krankheit den Krankheitsverlauf bestimmen und somit Einfluss auf die Genesung und Rehabilitation ausüben. Dies zeigt, dass sich die Gesundheitspsychologie nicht nur mit dem Verhalten einzelner Menschen beschäftigt, sondern auch mit kollektiven Verhaltensweisen. Dies sind in der Regel therapeutische Angebote. Dabei ist es notwenig zwischen Krankheit als einen pathologischen Prozess und dem Krankheitsverhalten zu unterscheiden. Die Krankheitsbewältigung und -Verhütung ist nicht nur auf das biologische Wissen beschränkt, denn gerade psychologische und soziale Faktoren wirken sich oft entscheidend darauf aus, ob jemand gesund bleibt oder wieder gesund wird. Es ist sehr wichtig, bei der Forschung von Gesundheit und Krankheit sich nicht nur von rein medizinischen oder biologischen Modellvorstellungen zu bedienen, sondern vielmehr ein biopsychosoziales Modell in betracht zu ziehen. Daraus kann man schlussfolgern, dass z.b. bei Infektionen, bösartigen Neubildungen nicht nur organische Schädigungen vorliegen. Es müssen auch biologische, psychologische und sozial vermittelte pathologische Prozesse in die Behandlungsplanung mit einbezogen werden. Die Entstehung und Aufrechterhaltung der Krankheit kann unterschiedliche Ursachen haben und bedarf somit einer individuell auf den Betroffenen abgestimmten Intervention. Aus unserem Verhalten und dem unserer Mitmenschen resultiert, ob wir krank und wie schnell wir wieder gesund werden.

3. Gesundheit und Krankheit

3.1 Gesellschaftliche Auffassungen

Die Gesundheitspsychologie beschäftigt sich mit der Gesundheit von Menschen in unserer Gesellschaft. Sie befasst sich besonders mit jenen Erlebnisformen und Verhaltensweisen, die gesundheitslabilisierend oder –stabilisierend sein können. Es stellt sich jedoch die Frage, was bedeutet Gesundheit überhaupt! Gesundheit und Krankheit sind feststehende Begriffe, deren Bedeutung für die Gesellschaft verständlich erscheinen. Versucht man jedoch die Begriffe eindeutig zu definieren, so treten vielfältige Schwierigkeiten und Missverständnisse auf. Es fällt nicht nur den Experten, Politikern und verschiedenen Professionen schwer, sondern auch der Allgemeinheit. Die meisten Menschen haben eine vage Vorstellung von den Begriffen Gesundheit und Krankheit. Der Zustand Krankheit ist z.B. leichter für die Gesellschaft zu bestimmen, da dieser mit Beschwerden wie z.B. Unwohlsein, Fieber, Kopf- und Gliederschmerzen verbunden ist. Wenn man den Begriff Krankheit aus der Sicht der Wortbedeutung betrachtet, kann man „krank" z.B. mit „schwach", „kraftlos" vergleichen. Dagegen ist der Begriff Gesundheit für den Laien schwerer zu definieren, da man sich gesund fühlt und keine Beschwerden bemerkt. Gesund assoziiert man lieber mit „stark", „sorglos", „mächtig" oder „leicht". In der Literatur wird deshalb zwischen Laiendefinition und Expertendefinition unterschieden. (vgl. Faltermaier 2005, S.30f) Zwischen den zwei unterschiedlichen Befindlichkeitszuständen (gesund versus krank) gibt es fließende Übergänge d.h. ein Zustand kann in den anderen übergehen. Man spricht dann davon, dass sie wechselseitig von einander abhängig sind. Daraus wird erkennbar, dass es sich beider Beurteilung des Gesundheits- bzw. Krankheitszustandes um einen statischen Zustand handelt. Wie jeder Mensch dies wahrnimmt, erlebt bzw. durchlebt, hängt von der Individualität der Persönlichkeit ab. (vgl. Schwarzer 1994, S.19)

3.2 Expertenbegriff Gesundheit

3.2.1 Definition

Bis in die heutige Zeit konnte kein Konsens über eine wissenschaftliche Definition von Gesundheit gefunden werden. Die Medizin beschäftigt sich weniger mit Gesundheit vielmehr mit Krankheit. Die kürzesten und einfachsten Definitionen von Gesundheit in der Literatur sind: „Gesundheit ist die Abwesenheit von Krankheit", „Gesundheit sei Freisein von Krankheit". (Schwarzer 1994, S. 19) Viele Versuche die Gesundheit auch positiv zu definieren kommt aus unterschiedlichen theoretischen Richtungen. Vorwiegend wird der Begriff Gesundheit auf körperlichen, psychischen und sozialen Ebenen beschrieben. (vgl. Faltermaier 2005, S. 39) Am bekanntesten und umfassendsten ist die Definition der Weltgesundheitsorganisation (1948): „Gesundheit ist ein Zustand eines vollkommenen körperlichen, seelischen und sozialen Wohlbefindens und nicht nur die Abwesenheit von Krankheit und Gebrechen". (Faltermaier zitiert nach Parson 2005, S.33) Sie dient als Rechtsanspruch jedes Einzelnen in der Gesellschaft und soll von der jeweiligen Regierung verwirklicht werden. Jedoch ist diese Definition auch mit Kritik behaftet. Ihr wird vorgeworfen, sie beinhaltet eine unrealistische Grundeinstellung, da das vollkommene, körperliche, seelische und soziale Wohlbefinden nur einen Idealzustand darstelle. Sinnvoll hingegen erscheint die Definition, wenn man sie als Zielvorstellung interpretiert. Das Ziel für alle wäre es, einen höchstmöglichen Gesundheitszustand zu erreichen. Dies kann ermöglicht werden, wenn die Verantwortlichen danach streben, Maßnahmen zur Vorbeugung von Krankheiten zu verbessern, Umweltgefahren zu verringern und eingetretene Schäden im Gesundheitssystem zu bekämpfen. (vgl. Schwarzer 1996, S. 18) So bezeichnet das europäische Büro der Weltgesundheitsorganisation im Jahre 1987 Gesundheit als: „Fähigkeit und Motivation, ein wirtschaftlich und sozial aktives Leben zu führen". (Rösler zitiert nach WHO 1996, S.204) Verallgemeinernd beinhaltet diese Aussage die Idee eines Gleichgewichts bzw. einer Balance zwischen Individuum und Umwelt, da beide, ständigen Veränderungen unterliegen. (vgl. Faltermaier 2005, S.33f) Allgemeine psychologische Bestimmungsmerkmale von Gesundheit sind (Rösler 1996, S. 205):

(1)Ungestörtheit der Lebensprozesse

Der gesunde Mensch kann seine Arbeit, seine Freizeitbeschäftigungen, seine gesellschaftlichen Unternehmungen mit gewisser Beliebigkeit planen. Gesund zu sein, heißt, befreit sein von Einschränkungen und Problemen.

(2) Subjektive Wohlbefinden

Gesundheit ist nur möglich, wenn die Person konstruktive soziale Beziehungen aufbauen kann, sozial integriert ist sowie die eigene Lebensgestaltung an die wechselnden Belastungen des Lebensumfeldes anpassen kann.

(3) Handlungsfähigkeit

Gesundheit heißt, sowohl individuelle physische und psychische als auch soziale Kräfte zu besitzen und in bestimmten Situationen diese mobilisieren zu können. Zu den psychischen Kräften zählen Persönlichkeitsmerkmale, wie z.b. Selbstwertgefühl. Physische Kräfte werden z.b. vom körperlichen Fitness und Körpergefühl gebildet.

3.2.2 Sicht des Medizinsoziologen Talcott Parson

Der Medizinsoziologe Talcott Parson ist der Auffassung, das Gesundheit als Zustand optimaler Leistungsfähigkeit gesehen werden muss, in dem ein Individuum Rollen und Aufgaben erfüllt, für die es sozialisiert worden ist. In der Soziologie wird Krankheit als sozialabweichendes Verhalten verstanden. Mit der Krankheit wird der Kranke aus seinen sozialen Rollen und Aufgabenverpflichtungen entlassen. So wird z.b. durch die Krankschreibung eines Patienten durch den Arzt, das abweichende Verhalten des Patienten legitimiert und es befreit den Patienten von der Verantwortung für seine Krankheit. In unserer Gesellschaft hat die Medizin die zentrale Aufgabe das abweichende Verhalten zu erkennen und es durch bestimmte Therapieformen wieder mit den individuellen Aufgaben und Rollen des Patienten in Einklang zu bringen. (vgl. Schwarzer 1996, S. 18) Parson hat diesen Vorgang in 4 Schritten beschrieben (Schwarzer 1996, S.18):

(1) Der Patient ist temporär von seinen normalen Rollenverpflichtungen befreit. Das bedeutet, dass er davon entlastet ist, seinen alltäglichen sozialen Verpflichtungen nachzukommen, die aufgrund des Krankheitszustandes nicht ausgeführt werden können.

(2) Der Patient wird für seine Krankheit nicht verantwortlich gemacht.
Er ist schuldlos an seiner Situation, hilflos und technisch inkompetent.

(3) Der Patient hat die Verpflichtung, gesund werden zu wollen.
Darunter ist nicht nur die Pflicht sich selbst gegenüber zu verstehen, sondern er hat auch eine Verpflichtung im Hinblick auf die gesunden Mitglieder der Gesellschaft.

(4) Der Patient ist verpflichtet, fachkundige Hilfe aufzusuchen.

Er ist in der Pflicht ärztliche Hilfe in Anspruch zunehmen bzw. mit den therapeutischen Handelnden kooperativ zusammenzuarbeiten.

Die Unterscheidung von relativ konkreten Aufgaben und Aufgaben, die aus einer Menge von Einzelaufgaben bestehen, ermöglicht es, eine soziologische Unterscheidung von somatischer und psychischer Gesundheit vorzunehmen.

3.3 Expertenbegriff Krankheit

3.3.1 Definition

Eine Krankheit ist eine Störung der körperlichen, kognitiven, sozialen und/oder seelischen Funktionen, die die Leistungsfähigkeit oder das Wohlbefinden eines Lebewesens subjektiv oder intersubjektiv deutlich wahrnehmbar, negativ beeinflusst oder eine solche Beeinflussung erwarten lässt. In diesem Umschreibungsversuch sind drei Ebenen angedeutet, die beim Menschen mit „Krankheit" bzw. „Kranksein" assoziiert sind: der mehr oder weniger objektive, beobachtbare Tatbestand, das subjektive Befinden und das daraus folgende oder erwartete soziale Verhalten. Die medizinische Disziplin ordnet die körperlichen oder physischen Beschwerden von Menschen unterschiedlicher Krankheitstheorien zu. Diese werden dann als Systeme einer Krankheit gewertet. Die medizinische Diagnostik hat die Aufgabe aus der Messung unterschiedlicher somatischer Parameter und die Abwägung ihrer Ereignisse möglichst zuverlässig die Diagnose einer Krankheit vorzunehmen. Die Auswertung der Ergebnisse geben Auskunft über den Verlauf und Behandlungsmöglichkeiten. Aufgrund neuer Erkenntnisse werden alle Krankheiten, die in allgemein akzeptierte international normierte Klassifikationssysteme eingeordnet sind, ständig wieder revidiert. Krankheit wird auch oft mit Zweckdefinitionen umschrieben. Diese werden notwendig, wenn wie im Krankenversicherungsrecht über finanzielle und soziale Konsequenzen entschieden wird. Die gesetzliche Krankenversicherung (SGB V) definiert Krankheit als „ein regelwidriger Körper- und Geisteszustand, der entweder Behandlungsbedürftigkeit oder Arbeitsunfähigkeit oder beides zur Folge hat". Diese Definition geht davon aus, dass es mehr oder weniger objektive Symptome gibt. (Schwarzer 1996, S.19)

3.3.2 Sicht des Medizinsoziologen Talcott Parson

Der Klassiker Medizinsoziologe Talcott Parson hat mit einer soziologischen Definition von Krankheit aufzeigen wollen, das Krankheit auch als abweichendes Verhalten verstanden werden kann: „Zusammenfassen können wir Krankheit als ein Zustand der Störung des ọnormalen Funktionierens des Menschen bezeichnen, sowohl was den Zustand des Organismus als auch was seine individuellen und sozialen Anpassungen angeht". (Faltermaier zitiert nach Parson 2005, S. 33) Aus der Definition wird ersichtlich, dass Krankheit Störungen im Organismus verursacht, die im sozialen Umfeld als abweichend von der Norm definiert werden. Parson bezeichnet Krankheit als Unfähigkeit eines Menschen seine sozialen Rollen zu erfüllen. Er geht von dem Grundsatz aus, dass Krankheit immer eine Störung im Organismus impliziert, die als Abweichung von einer Norm definiert wird und objektiv messbar ist. Parson Ansatz kennt, wie klassische medizinische Ansätze, kein Kontinuum zwischen Krankheit und Gesundheit, sondern nur klare Rollenabgrenzung. Er stellt eine kausale, mechanistische Verbindung von gesellschaftlichen Anforderungen und individuellen Verhalten her. In seiner Theorie hat das vorhandene oder fehlende psychische, physische und subjektive Wohlbefinden keinen besonderen Stellenwert.

4. Paradigmen der Gesundheitspsychologie: Krankheits- und Gesundheitsmodelle

4.1 Die Paradigmen

Der Wissenschaftshistoriker T.S. Kuhn prägte den Begriff Paradigma. Dieser beinhaltet alle wissenschaftlichen Theorien und Konzepte von Gesundheit und Krankheit. Paradigmen sind Leitbilder, die den Professionen die Richtung vorgeben, indem sie auf die Ursachen hinweisen und aufzeigen, welche Behandlungen für den Betroffenen notwendig sind. (vgl. Bastine 1990, S. 49) Krankheitsmodelle werden als Paradigmen verstanden, die als Richtschnur praktischen Handelns dienen, aber nicht ausdrücklich benannt werden. Die 3 wichtigsten Paradigmen sind das biomedizinische, biopsychosoziale Krankheitsmodell und das Salutogenese Modell. Sie bilden die Grundlage für die weiteren theoretischen Gesundheits- und Krankheitsmodelle wie z.B. Risikofaktorenmodell, Modell der psychosozialen Krankheitsätiologie, Stresstheorien, Modelle des Risikoverhaltens sowie Modell der subjektiven/sozialen Konstruktion von Gesundheit und Modelle des Gesundheitshandelns /Gesundheitsverhaltens. Im Rahmen dieser Studienarbeit kann auf die umfangreiche Vielfalt der Krankheits- und Gesundheitsmodelle nicht näher eingegangen werden. Jede Profession benötigt umfassende Kenntnisse über die Modelle der einzelnen Disziplinen, um eine gute Zusammenarbeit zu gewährleisten. Die Professionen müssen dabei beachten, dass das biomedizinische Krankheitsmodell dominiert und ein angestrebter Paradigmawechsel noch nicht vollzogen wurde. Man spricht von einem Paradigmawechsel, wenn die Ergebnisse der Forschung nicht mehr der Theorie und den Grundannahmen entsprechen. Neue Forschungsergebnisse kann das biomedizinische Krankheitsmodell nicht integrieren. Somit verschärft sich die Kritik an diesem

Modell. Daraus wird ersichtlich, dass das biomedizinische Krankheitsmodell mit Sicherheit genauso abhängig von der Kultur, der Gesellschaft und dem Zeitgeist ist, wie die Modelle der Mittelalter und der Antike es bereits waren. Das Salutogenesemodell von Antonovsky ist ein Denkmodell, das die Krankheit in den Hintergrund der Betrachtung rückt und Gesundheit in den Mittelpunkt stellt. (vgl. Faltermaier 2005, S. 44) Die Ersetzung des früheren Paradigmas der Pathogenese durch die Salutogenese bedeutet einen grundlegenden und radikalen Wechsel der Perspektiven. (Faltermaier 2005, S.44) Auf der einen Seite hat das Modell der Salutogenese positive Auswirkungen auf die Entwicklung der Gesundheitswissenschaften und zum anderen befasst es sich intensiv mit den Anwendungsbereichen der Prävention und der Gesundheitsförderung. (vgl. Faltermaier 2005, S. 45)

4.2 Das biomedizinische Krankheitsmodell

Das biomedizinische Krankheitsmodell wird als „Medizinisches Modell", „Organisches Rahmenmodell" oder „biomechanisches Konzept der Medizin" verstanden. (vgl. Jungnitsch 1999, S.26) Im 19. Jahrhundert entstand auf der Grundlage der naturwissenschaftlichen Wende in der Medizin dieses Modell. Es wurden alte Theorien über Krankheit von neuen abgelöst. Dieses Modell ist in seinen wesentlichsten Zügen bis heute noch vorhanden, und in unserer Gesellschaft sehr populär. (vgl. Faltermaier 2005, S. 45) Der Begriff Krankheit in der Medizin ist mit organischen Störungen verbunden. Die Krankheitszeichen sowie körperliche Beschwerden sind anhand der Symptome zu identifizieren. Dies zeigt, dass es einen Zusammenhang zwischen dem Befund und dem Befinden gibt. Der Zuständigkeitsbereich von Krankheit rückte immer mehr in den Mittelpunkt des Arztes. (Mytrek 1998, S.16) Das biomedizinische Krankheitsmodell ist eine starke Stütze für die Entdeckung von biologischen Ursachen. Krankheitsursachen werden ausschließlich genetischen oder externen Ursachen zu geschrieben. (vgl. Bastine 1990, S. 51) Die Ursachen z.B. Bakterien oder Viren führen zu Schädigung der Zellen oder Gewebe, Disregulation von mechanischen und biochemischen Prozessen, Reizbarkeit, Erschöpfung, emotionale Instabilität und intellektuellem Abbau. Äußere Anzeichen einer Krankheit sind dem Arzt hilfreich, um eine Diagnose zu erstellen und passende Therapieformen einzuleiten. (vgl. Knoll 2005, S. 18) Die Behandlungskonzepte basieren auf rein somatischer Natur (z.B. Operationen, Chemotherapie, medikamentöse Behandlung) und entbinden den Betroffenen jeglicher Verantwortung für seinen Krankheitszustand und seiner Heilung. (Knoll 2005, S.18f)

4.2.1 Kennzeichen

Das Herausarbeiten eindeutiger Ursachen ist genau das Denken, das das biomedizinische Modell kennzeichnet.

(1) Naturwissenschaftlicher Zugang zum Körper und Krankheit. Durch Untersuchungsmethoden will man zur ursächlichen Erklärung von körperlichen Phänomen und deren entsprechenden Behandlungsmethoden gelangen.

(2) Der Körper wird als Naturgegenstand betrachtet, d.h. der Körper ist ein biologischer Organismus, der wie eine Maschine funktioniert. Eine Maschine ist eine Metapher, die Auskunft darüber gibt, dass ihre einzelnen Bestandteile zerlegbar sind.

(3) Krankheit wird als Störung im normalen Funktionieren des Organismus verstanden. Jede Krankheit zeichnet sich durch eine bestimmte Grundschädigung aus. *(4) Jede Erkrankung besitzt eine spezifische Ursache.* Im Vordergrund steht die Entstehung von Infektionskrankheiten durch Eindringen von Viren oder Bakterien in den Organismus.

(5) Man unterteilt in den körperlichen- somatischen und den psychischen Teil der weniger eine zentrale Rolle einnimmt im biomedizinischen Krankheitsmodell. Der körperliche- somatische Teil beschränkt sich auf den Organismus und seinen Funktionen.

(6) Krankheiten haben typische äußere Zeichen (Symptome).

(7) Die Beziehung zwischen Arzt und Patienten ist weniger bedeutend im biomedizinischen Krankheitsmodell. Da die Medizin die Krankheit als objektiv betrachtet und der Arzt dem Patienten neutral gegenübertreten sollte. Die zentrale Aufgabe ist es, den somatischen Defekt, angemessen durch biochemische Reparatur, zu beheben. (vgl. Faltermaier 2005, S.45)

4.2.2 Kritikschwerpunkte

Dem biomedizinischen Krankheitsmodell gingen langwierige empirische Forschungen, wissenschaftliche Debatten, Meinungsverschiedenheiten und Auseinandersetzungen voraus. Dabei ging es um die Übertragung dieses Modells auf den Bereich der psychischen Störungen. Wesentliche Aspekte dieser Diskussion sind (vgl. Faltermaier 2005, S. 47):

- - Das Modell beschränkt und berücksichtigt nur ein Teil der Krankheitsursachen. Problematisch ist zu betrachten, das die sozialen, psychischen und verhaltensmäßigen Aspekte von Krankheit nur teilweise erklärt und behandelt werden können wie z.B. die psychosozialen Einflussfaktoren, die beim Verlauf der Krankheit, Genesung und Rehabilitation außer acht gelassen werden.
- - Das biomedizinische Krankheitsmodell unterteilt in Körper und Psyche. Die sozialen und psychischen Ursachen werden in diesem Modell nicht beachtet.

- - Das Modell zeigt eine isolierte Betrachtungsweise, weil es die komplexen Phänomene auf physikalische Prozesse reduziert.
- - Das Modell ist ineffektiv in der Heilung von Erkrankungen, denn es bevorzugt organbezogene Handlungsmaßnahmen. Die praktische Umsetzung erfolgt z.b. durch medikamentöse Behandlung, wo die Gefahr besteht, unerwünschte Wirkungen zu erreichen.
- - Das biomedizinische Modell stabilisiert die Dominanz der Ärzte im Gesundheitswesen und führt zur Medikalisierung der Gesellschaft. Die Ärzte sind in diesem Modell die eigentlichen Experten für Gesundheit und Krankheit. Dagegen haben es andere Gesundheitsberufe schwer sich durchzusetzen. Das Medizinsystem hilft den Betroffenen ihre alltäglichen Probleme und Beschwerden zu lösen, statt sie selbst zur Eigeninitiative zu erziehen. Der Arzt verschreibt den Betroffenen Medikamente oder andere Behandlungsmaßnahmen, um die Lösung der Probleme in einigen Fällen zu erleichtern. Daraus kann man schlussfolgern, dass viele Menschen vom Arzt sowie dem Medizinsystem abhängig sind.
- - Die Möglichkeiten der Prävention bleiben außerhalb des Blickfelds. Medizinische Intervention wird erst dann als notwendig erachtet, wenn die Erkrankung bereits im Lauf der Zeit deutlich erkennbar geworden ist.

4. 3 Das psychosoziale Krankheitsmodell

Die Ablösungsphase des biomedizinischen Krankheitsmodells erfolgt durch eine Reihe verschiedener Störungstheorien, die die Behandlung von psychischen Störungen und Problemen beinhaltet. Das psychosoziale Krankheitsmodell ist als Gegenpol zu dem biomedizinischen Modell zu sehen. Der Schwerpunkt liegt auf verschiedenen Störungstheorien aus unterschiedlichen theoretischen Perspektiven wie z.B. sozialpsychologisch, sozial-kognitives oder lernpsychologisch. (vgl. Bastine 1990, S.54f) Lernprinzipien ermöglichen es, Verhaltensweisen zu vermitteln, zu verstehen und zu verändern. Als wesentliche Erklärung von Störungen werden situative Bedingungen, der aktuelle Lebenskontex, die Vergangenheit und die Biographie aufgezeigt. (vgl. Jungnitsch 1999, S. 29)

4.3.1 Grundannahmen

Das psychosoziale Krankheitsmodell lässt sich durch vier Grundannahmen kennzeichnen (vgl. Bastine, S.55):

Kontinuitätsannahme: Die Grundannahme beinhaltet, dass ein fließender Übergang zwischen gestörten und normalen Verhaltensweisen besteht. Dabei ist zu beachten, dass diese Beiden nur in ihre Quantität von einander zu unterscheiden sind. Das heißt, die Intensität, Häufigkeit, Situationsangemessenheit einer Handlungsweise gibt Auskunft über 2 Zustände, ob ein Verhalten normal oder abweichend ist.

Äquivalenzannahme: Diese Annahme beinhaltet die normalen und gestörten Verhaltensweisen, die den gleichen Gesetzmäßigkeiten unterliegen. In den beiden Zuständen finden Entstehungen und Veränderungen aufgrund gleicher Prinzipien statt z.b. denen des Lernens.

Kontexbedingtheit: Der Schwerpunkt für normales und abweichend Verhalten liegt auf der wechselseitigen Beziehung zwischen der Person und ihrem sozialen Umfeld. Die psychischen Störungsmodelle beinhalten, dass die Behandlungsmaßnahmen nicht nur auf die betroffene Person beschränkt, sondern das soziale Umfeld mit einbezogen werden muss, d.h. soziale Beziehungen nicht außer Acht gelassen werden dürfen.

Multikausalitätsannahme: Diese Annahme geht davon aus das eine Vielfalt von Faktoren die für die Entstehung psychosomatischer Erkrankungen in Betracht kommt. Die Faktoren können unterschiedlicher Art wie z.b. sozialer, psychischer und somatischer Natur, von unterschiedlicher zeitlicher Bedeutung und von unterschiedlicher Gewichtigkeit sein. Die Entstehungsbedingungen psychischer Störungen sind als ein komplexes Zusammenwirken und nicht als eine lineare Kette von Ursache-Wirkungs- Zusammenhang zu verstehen. Im Vordergrund stehen die psychischen und sozialen Faktoren.

4.3.2 Übergang zum biopsychosozialen Modell

Für die vorhergehenden genannten Punkte des psychosozialen Modells ist die Multikausalitätsannahme von zentraler Bedeutung. Sie ermöglicht es, das Modell für eine erweiterte und integrierende Konzeption zu öffnen. Die Kritik beschränkt sich im Wesentlichen auf soziale und psychische Bedingungen einer psychischen Störung. Zahlreiche Untersuchungen belegen die zunehmende Ablehnung des biomedizinischen Modells und Favorisierung einer biopsychosozialen Sichtweise. Dies gilt für alle im medizinischen Bereich involvierten Professionen.

4.4 Das biopsychosoziale Krankheitsmodell

Das biopsychosoziale Modell ist das zusammenhängendste, kompakteste und bedeutendste Theoriekonzept, mit Hilfe dessen, die Konstrukte Gesundheit und Krankheit erklärbar und nachvollziehbar wird. Von zentraler Bedeutung ist hierbei die gleichzeitige Berücksichtigung durch verschiedener Faktoren (biologisch-organisch, psychisch und sozial). Diese Faktoren stehen zueinander in wechselseitiger Abhängigkeit und geben Einblick in die Entwicklung und Verlauf von Störungen. (vgl. Bastine 1990, S.57f) Sowohl bei der Entstehung als auch im Verlauf von Krankheiten sind psychische Faktoren wie Emotionen (z.B. chronische Angst,

Depression, Trauer) und Kognitionen (z.b. subjektive Theorien über Verhaltensweisen, die zur Genesung beitragen, Erwartungen an den Krankheitsverlauf) sowie sozial-gesellschaftliche Faktoren (z.b. Erwartungen an Krankheitsverhalten, finanzielle Entlastung in der Versorgung) beteiligt. (Knoll 2005, S. 19) Gesundheit und Krankheit werden in dem biopsychosozialen Krankheitsmodell als Endpunkte eines Kontinuums betrachtet. Die Auf-trittszeit (Häufigkeit, Dauer), der chronische Verlauf einer Krankheit und die Auswirkungen auf den Alltag sind zu analysiern, um Auskunft über die Belastung und Erkrankung zu geben. Die Trennung von gesund und krank wird im persönlichen Befinden der Betroffenen oder von sozialen moralischen Werten und Normen abhängig gemacht. Zum anderen ergibt sich in die-sem Modell auch ein Rahmen für andere Berufgruppen. Das wesentliche Ziel der Gesund-heitspsychologie ist es den Betroffenen zu unterstützen.

4.5 Das Paradigma der Salutogenese

Das biomedizinische, psychosoziale und biopsychosoziale Krankheitsmodell sind Grundlagen der Pathogenese. Der Schwerpunkt der Modelle liegt auf der Krankheit im medizinisch definierten Sinne. In der modernen Industriegesellschaft wird die Pathogenese als die bedeu-tendste wissenschaftliche Perspektive gekennzeichnet. Sie wird durch 4 Kriterien beurteilt:

- - In der Pathogenese werden Menschen danach eingeordnet, ob sie krank oder gesund sind. Krank d.h. man wird untersucht, behandelt, die Krankheit wird diagnostiziert und eine dementsprechende Therapieform eingeleitet.
- - Das Zusammenwirken von verschiedenen oder auch einzelnen Faktoren (sozialen, psychischen und somatischen) können Auslöser für eine Krankheit sein.
- - Jede Krankheit beinhaltet eine medizinische Therapieform und beseitigt oder ver-mindert die Krankheitsursache.
- - Die gesellschaftliche Aufgabe der Medizin ist es, die Krankheit aus allen Perspekti-ven zu betrachten.

Der amerikanisch israelische Gesundheitsforscher Aaron Antonovsky beschäftigte sich mit den Paradigmen der Pathogenese und stellte fest, dass diese Modelle mit Kritik behaftet sind. Die Pathogenesemodelle geben Auskunft über die Krankheit, aber stellen dabei die Gesund-heit in den Hintergrund. Antonovsky entwickelte deshalb in den 80er/90er Jahren das Saluto-genese Modell, dass nicht als Alternative gesehen werden soll, sondern als Erweiterung und Ergänzung der Pathogenesemodelle. Dieses Modell ist eines der am weitesten entwickelten Modellvorstellungen von Gesundheit und es fand in den letzten Jahren eine weltweite Aner-kennung. In dem Wort Salutogenese sind die Begriffe Gesundheit und Entstehungsgeschichte enthalten. Die zentralen Fragen des Salutogenesemodells von Antonovsky sind: „Warum bleiben Menschen trotz potentieller gesundheitsgefährdender Einflüsse gesund?", Wie schaffen es Menschen sich von Krankheit wieder zu erholen?" und „Was hält gesund?". (vgl. Faltermaier 2005, S. 51) In diesen Grundfragen geht es vordergründig darum, wie Menschen trotz Belastungen und Stress gesund bleiben und welche Mittel den Betroffenen zur Verfügung stehen, um Stress zu bewältigen. (vgl. Bastine 1992, S. 138) Die Salutogenese ist also ein Konzept, das eng mit Prävention verbunden ist. Prävention bedeutet in diesem Modell nicht nur Veränderung krankheitsverursachender- und aufrechterhaltender Bedingungen, sondern auch Nutzung und Ausbau vorhandener Ressourcen. Antonovsky ist der Auffassung, das Gesundheit und Krankheit nicht als alternative Zustände zu sehen sind, sondern als Endpunkte eines Kontinuums, auf denen die Personen unterschiedlich lokalisiert sind. Das heißt, dass alle Menschen als mehr oder weniger gesund und gleichzeitig als mehr oder weniger krank zu betrachten sind. Die völlige Gesundheit oder völlige Krankheit sind für lebende Organismen nicht zu erreichen. Diese Annahme des Gesundheits- und Krankheits- Kontinuums schafft mehr Flexibilität und ermöglicht es, Veränderungen wahrzunehmen und zu bewerten. Deshalb ist dieses Salutogenese Modell auch sehr interessant für Erklärungen und Bewältigungen von Veränderungen im Alter. Antonovsky geht davon aus, dass dies mit den „generalisierten Widerstandsquellen" zusammenhängt, worunter er in der Person und ihrer Umwelt liegende Gegebenheiten versteht. (vgl. Rösler 1996, S. 205) Generalisierte Widerstandsquellen sind individuelle Faktoren (körperliche Faktoren, Intelligenz, Bewältigungsstrategien) und soziale und kulturelle Faktoren (soziale Unterstützung, finanzielle Möglichkeiten, kulturelle Stabilität). Diese sind sehr bedeutend, um Schutz und Widerstand gegen somatische, psychische und soziale Stressfaktoren aufzubauen und aufrecht zu erhalten. Externe und interne Stressoren belasten die Person durch die Umwelt z.B. Umweltbelastungen, soziale Konflikte. Auf der einen Seite wird die Gesundheit der Menschen ständig durch die Stressfaktoren bedroht und zum anderen existieren die generalisierten Widerstandsquellen auch Schutzfaktoren genannt, die sich gegen die Stressfaktoren richten. Sind die generalisierten Widerstandsquellen in einem Menschen ausgeprägt, d.h. hat der Mensch im Laufe seines Lebens eine positive Auffassung vom Zusammenhang der Dinge entwickelt, dann spricht man vom Kohärenzsinn. (vgl. Bastine 1992, S.138) Definiert wird der Kohärenzsinn als globale Orientierung, die das Ausmaß ausdrückt, in dem jemand ein durchdringendes, überdauerndes und dennoch dynamisches Gefühl des Vertrauen besitzt und zwar Vertrauen darauf, dass:

- - was um uns herum geschieht zu verstehen (Verstehbarkeit)
- - Mittel und Wege gefunden werden, mit den unterschiedlichen Situationen fertig zu werden (Handhabbarkeit)

- - wir immer einen Sinn konstruieren (Sinnhaftigkeit)

Mit diesem Kohärenzsinn ist keine heftige Gefühlsäußerung gemeint, sondern ein Einstellungsmuster, um die Welt in einer bestimmten Weise zu sehen. (vgl. Rößler 1996, S.206)

5. Anwendung im klinischen Sozialdienst

5.1. Verständnis von Gesundheit und Krankheit

Klinische Sozialarbeit ist eine gesundheitsspezifische Teildisziplin die auf wissenschaftlich fundierte Konzepte und Modelle angewiesen ist. (vgl. Pauls S.35) Wie Forschungen ergeben haben, erweitert die Sozialarbeit den Blickwinkel für das Verständnis von Gesundheit und Krankheit um wesentliche Fragestellungen bzw. Erklärungen und ist somit im Rahmen eines modernen Gesundheitswesens in gesundheitspolitische Entscheidungen mit einzubeziehen. Dazu gehört die Bereitstellung eines niederschwelligen ambulanten sowie stationären Angebots klinischer Sozialarbeit. Der Sozialarbeiter orientiert sein Verständnis von Gesundheit und Gesundheitsförderung dabei an den Richtlinien der Weltgesundheitsorganisation. (vgl. Bienz, S.44)

5.2 Ziele, Aufgaben und Kernelemente

5.2.1 Ziele

Das generelle Ziel der Klinischen Sozialarbeit ist es, soziale und psychosoziale Aspekte in die Beratung und Behandlung von Patienten mit einzubeziehen. Die Unterstützung gefährdeter, erkrankter und behinderter Menschen wird vom Sozialarbeiter direkt geleistet. Der Sozialarbeiter sieht die Person und seine dazugehörige Umwelt im Kontex, um besser intervenieren zu können. Dazu ist ein ständiges beobachten sowie der Austausch mit dem interdisziplinären Behandlungsteam notwendig. Man spricht auch in der Sozialen Arbeit vom „Person in ihrer Umwelt" Konzept. (vgl. Geißler- Piltz S. 21). Die gesundheitswissenschaftliche Forschung ist davon überzeugt, dass die psychosoziale Integration und soziale Unterstützung die Betroffenen vor körperlichen und psycho-sozialen Störungen bewahrt bzw. diese vermindert werden. Diese präventiven Ansätze befähigen die Menschen ihr Leben aktiv zu gestalten und sind somit handlungsleitende Zielsetzungen in der klinischen Sozialarbeit

5.2.2 Aufgaben

Der Sozialarbeiter ist in der Lage komplexe Themen und Problemzusammenhänge zu verstehen, die von den klassischen Professionen z.B. Ärzte, Pflege nicht bearbeitet werden. Es ist aber auch zu beachten, dass der Soziale Dienst auf andere Disziplinen angewiesen ist. Dazu benötigt man weniger defizitorientierte Handlungsmuster bei der Behandlung, sondern mehr ressourcenorientierte Strategien der Gesundheitsförderung. (vgl. Dörr 2002, S.12) Dazu zählt das bereits beschriebene Modell der Salutogenese, welches in der praktischen Sozialen Arbeit Einzug gehalten hat. ist Eine zentrale Aufgabe in unserer Gesellschaft ist die Gesundheitsförderung. Die Sozialarbeit, ein wesentlicher Baustein von Präventionsmaßnahmen, therapeutischen Konzeptionen nimmt somit einen berechtigten Platz im Krankenhaus sowie im Gesundheitswesen ein. (vgl. Bienz 2004, S.48)

5.2.3 Kernelemente

Das Kernelement der klinischen Sozialarbeit ist ein interdisziplinäres gesundheitsbezogenes Handeln in der sozialen Situation für und mit Menschen, die von gesundheitlichen Problemen bedroht oder bereits erkrankt sind. Dieses Handeln erfolgt unter dem eigenen Verständnis von Gesundheit und Krankheit und einem eigenen Handlungskonzept. Die Entwicklung eigenständiger Verstehens- und Handlungsmodelle der Sozialarbeiter ist die Voraussetzung, Fragen in der klinischen Sozialarbeit aufgreifen und klären zu können. Diese Herangehensweise erlaubt es der Klinischen Sozialarbeit sich von den Behandlungsleitlinien (biomedizinische oder biopsychosoziale Paradigma) anderer therapeutischer Profession im Bedarfsfall abzugrenzen. Es wird dadurch deutlich gemacht, dass man das eigenen Denken und Handeln in den Mittelpunkt stellen sollte.

5.3 Praktische Anwendungen der Modelle im Klinischen Sozialdienst

Der Sozialarbeiter stößt mit dem biomedizinischen Modell bei der Unterstützung von betroffenen Menschen an seine Grenzen. Einige Fragen und Zusammenhänge bleiben durch dieses Modell offen. Es sind im besonderen Fragen nach dem individuellen Lebensstil, der sozialen Lage, Gesundheit und Krankheit. Durch das biopsycho-soziale Krankheitsmodell distanziert man sich vom biomedizinischen Krankheitsmodell, das mehr umfasst als nur das Funktionieren der Organe. In diesem mehrdimensionalen Modell wird überprüft, wie genetische, soziale und psychische Faktoren Einfluss auf den Verlauf und die Entstehung psychischer und somatischer Erkrankungen nehmen. (vgl. Geißler- Piltz 2005, S.21) Die Bearbeitung von Problemen oder Notlagen mit diesem Modell bereitet mehr Anstrengung. Dem Sozialarbeiter wird mehr Handlungsfreiheit und Verantwortung übertragen und verleiht seiner Tätigkeit somit einen qualitativen höheren Stellenwert. Dieses Modell öffnet den Blick, wie Menschen ihr Leben trotz Belastungen und Krisensituationen meistern und ihre familiären, sozialen und kulturellen Beziehungen alternativ gestalten können. Die dazu benötigten „generalisierten

Widerstandsressourcen" werden im Zusammenhang eines Kohärenzerlebens betrachtet. Das heißt, vorhandene Ressourcen sind nicht automatisch wirksam, sondern nur dann, wenn die betroffene Person entsprechend ihren Kohärenzerleben ihre individuellen Ressourcen aktiviert. In Krisensituationen ist viele Menschen der Zugang zu ihren eigenen Ressourcen versperrt und verzögert somit die Krisenbewältigung. (Geißler-Piltz 2005, S.26) Dieses Modell gibt den Sozialarbeitern Auskunft, wie die psychosoziale Gesundheit, durch Ressourcen zur Bewältigung von Lebenslagen erhalten oder gestärkt werden kann. Der zentrale Arbeitsschwerpunkt liegt dabei auf der Sicherung der materiellen Versorgung, der Alltagskompetenzen und auf der Aktivierung versteckter Fähigkeiten der Betroffenen. Der Sozialarbeiter lässt dabei individuelle Schwächen und Defizite nicht außer Acht. Vielmehr besteht die Kunst darin, die Klienten dessen aktuelle Lebensgeschichte und Lebenslage bewusst zu machen sowie gemeinsam Unterstützungsangebote zu erarbeiten. Für die individuelle Beratung benötigt der Sozialarbeiter ein umfangreiches fachspezifisches und fachübergreifendes Wissen. Wichtige Vorraussetzung für das Gelingen der Problembewältigung ist neben der Wahl der geeigneten Behandlungsmethode, das Wahren von Respekt und Würde im Umgang mit den Betroffenen. (vgl. Geißler-Piltz 2005, S.28)

6. Zusammenfassung

Gesundheit und Krankheit sind zentrale Begriffe der Gesundheitspsychologie. Ihre Entstehung und Geschichte hat gezeigt, dass es nicht nur für die Gesellschaft, sondern auch für den Klinischen Sozialdienst wichtig ist, sich mit dem Thema Krankheit und Gesundheit auseinanderzusetzen. Die Gesundheits- und Krankheitsmodelle sind Schwerpunkte der Gesundheitspsychologie und werden durch die verschiedenen Professionen in der täglichen Arbeit angewendet. Ausgehend von der Theorie der Gesundheits- und Krankheitsmodelle sollte der Sozialarbeiter individuelle Unterstützungsangebote für den Patienten oder Betroffenen erarbeiten, um intervenieren zu können. Aufgabe und Leitprinzip des Sozialarbeiters ist es, den Patienten die Präventionsmöglichkeiten anzubieten. In dieser Situation sollte jedem freigestellt werden, sich zu entscheiden, wie wichtig Gesundheit oder Krankheit für sein Leben ist.

7. Literaturverzeichnis

Bastine, R. H.E. (Hrsg.): Klinische Psychologie. Band 2. Kohlhammer, Stuttgart, Berlin, Köln 1992

Bastine, R.: Klinische Psychologie. Band 1. 2. Auflage. Kohlhammer, Stuttgart, Berlin, Köln 1990

Bienz, B.; Reimann, A. : Sozialarbeit im Krankenhaus. Aufgaben, Methoden, Ziele. Haupt Verlag, Stuttgart, Wien 2004

Dörr, M. (Hrsg): Klinische Sozialarbeit- eine notwendige Kontroverse. Schneider Verlag Hohengehren GmbH, Hohengehren 2002

Faltermaier, T.: Gesundheitspsychologie. 1. Auflage. Verlag W. Kohlhammer, Stuttgart 2005

Geißler- Piltz, B.; Mühlum, A.; Pauls, H. : Klinische Sozialarbeit. Ernst Reinhardt Verlag, München 2005

Jungnitsch, G.: Klinische Psychologie. Kohlhammer, Stuttgart, Berlin, Köln 1999

Knoll, N.; Scholz, U.; Rieckmann, N.: Einführung in die Gesundheitspsychologie. Reinhardt, München 2005

Mytrek, M.: Gesunde Kranke – Kranke Gesunde. Psychophysiologische Krankheitsverhalten. Verlag Hans Huber. Bern 1998

Pauls, H. : Klinische Sozialarbeit. Grundlagen und Methoden psycho- sozialer Behandlungen. Juventa Verlag, Weinheim und München 2004

Rösler, H.- D.: Medizinische Psychologie. Spektrum akademischer Verlag, Heidelberg 1996

Schwarzer, R. (Hrsg): Gesundheitspsychologie. Ein Lehrbuch. Verlag für Psychologie, Göttingen, Toronto, Zürich 1990

Schwarzer, W. (Hrsg.): Lehrbuch der Sozialmedizin für Sozialarbeit, Sozial- und Heilpädagogik. Borgmann, Dortmund 1996